MANUAL DE
CÓMO CONSEGUIR TU PESO SALUDABLE

Maribel Ortells

www.comidasana.eu

Edición, Maquetación y Diseño por Plataforma del Autor, marca registrada de Soul Goes Social, S.L.

www.plataformadelautor.com

ISBN: 9781723874499

Manual de Cómo conseguir tu peso saludable

ÍNDICE

INTRODUCCIÓN

Podemos afirmar, sin miedo a equivocarnos, que el 99% de las personas que vivimos en países desarrollados, en algún momento de nuestra vida, hemos estado a dieta.

Y muchas personas, a pesar de haber probado muchas dietas, aún siguen teniendo sobrepeso.

Si añadimos que, hay enfermedades asociadas al sobrepeso, como la hipertensión, diabetes, artritis y colesterol, entre otras, nuestra preocupación es mayor, y debemos tomar medidas lo antes posible.

Las personas se someten a nuevas dietas de adelgazamiento, pero suelen dejarlas al cabo de pocos meses, simplemente por el hecho de haberse hartado de ellas, o por el hecho de aburrirse comiendo de esta forma.

Pero lo peor, es que durante el período de tiempo que han estado siguiendo la dieta, tampoco han perdido mucho peso, y algunas de estas personas, incluso han enfermado por la mala alimentación a la que se han visto sometidos.

Tener sobrepeso en algunos casos es debido a desequilibrios hormonales, hipotiroidismo leve mal diagnosticado, mal funcionamiento de las suprarrenales, problemas emocionales que intentamos paliar con la comida, retención de líquidos provocado por alergias alimentarias y, por supuesto, exceso de comida ingerida.

En los países desarrollados el exceso de peso está siendo un grave problema de salud. Más del 50% de las personas adultas sufre sobrepeso, pero es que actualmente la obesidad en niños es alarmante y pueden sufrir las consecuencias en la edad adulta si no ponemos remedio ahora.

El gobierno de cada país debe tratar estas enfermedades y se calcula que el equivalente al 5% del presupuesto en sanidad se destina a tratar este tipo de alteraciones.

En este libro, quiero compartir con vosotros cómo podemos entender nuestro cuerpo. Dado que cada persona es un mundo diferente, tenemos que aprender la alimentación adecuada a sus necesidades y debemos aprender a distinguir cuáles son los alimentos que más nos aportan nutricionalmente hablando.

Hemos dividido este libro en dos partes: Teórica y Práctica.

En la parte Teórica, os explicaré algunos conceptos básicos sobre las dietas, lo que significa perder peso de forma apropiada, el funcionamiento del metabolismo, el impacto del grupo sanguíneo y tu alimentación, etc.

En la parte Práctica, os compartiré las dietas apropiadas para cada grupo sanguíneo.

¡Comenzamos ya!

-     Maribel Ortells

PARTE TEÓRICA

1. Educando a nuestros niños.

Las estadísticas son alarmantes: Hay niños que con 12 años sufren, además de obesidad, colesterol, fatiga crónica, artritis reumática.

Debemos educar a nuestros niños desde muy pequeños a conocer qué alimentos son saludables, y qué alimentos les pueden perjudicar. Los niños bien alimentados rinden mejor en el colegio, suelen ser buenos deportistas y tienen menos problemas mentales que un niño cuya alimentación está basada en comida basura, azúcar, lácteos y chucherías.

Niños hiperactivos pueden ver mejorados los síntomas evitando ciertos alimentos en su dieta, como el trigo, lácteos, azúcar, carne roja.

Voy a compartir con vosotr@s un plan de alimentación adecuado para los niños. En caso de que vuestro hij@ esté diagnosticad@ con alguna enfermedad específica, podéis contactarme en mi página www.comidasana.eu o por email en info@comidasana.eu, y os podré facilitar una dieta específica a sus necesidades, a través de mi consulta.

DESAYUNO

Os propongo cambiar los lácteos por un vaso de leche vegetal de avena, arroz, quinoa, soja, mijo, o cualquier cereal. Acompañémoslo con tostadas de pan biológico integral, con mermelada, o cereales integrales de desayuno.

MEDIA MAÑANA

Recomiendo un bocadillo de pan integral con algo de proteína, como puede ser la soja, jamón serrano, paté, atún, etc.

COMIDA

Controlar la comida no es nada fácil si se hace en el comedor. Si por suerte pueden regresar a casa y comer con la familia sería muy conveniente un primer plato de verduras, potaje de cereales y legumbres, pasta de espelta o arroz, con algo de proteína.La proteína que recomendamos es preferentemente de carne de pollo o pavo. Minimizar la ternera o cordero.

MERIENDA

La merienda podría ser yogur de soja o un vaso de leche vegetal con galletas integrales.

CENA

La cena intentaremos que sea ligera: sopa, puré, champiñones, espárragos, acelgas con yuca o patata, y a ser posible pescado.

Antes de dormir, otro vaso de leche vegetal.

Sé que no es fácil que nuestros niños quieran seguir dieta, pero está en nuestras manos intentarlo. Si lo conseguimos, las enfermedades que los aquejan de pequeños, resfriados, asma, otitis obesidad... serán mucho más leves e incluso podrían desaparecer.

Y este es nuestro plan que te proponemos para empezar a educar a nuestros hij@ a alimentarse bien.

Quiero compartir con vosotr@s algunos consejos adicionales que podéis utilizar con vuestros hij@s:

- En alguna ocasión, tendremos que hacer unas patatas fritas… y ese día, ¡te aseguro que será una verdadera fiesta de sabores!
- Intentaremos desaparecer los dulces. A cambio de ellos, te proponemos gelatinas.
- En caso de comer chocolate, intentar que sea sin leche y lo más puro posible.
- Tenemos crema de algarroba para sustituir la crema de avellanas de toda la vida.
- Los cereales de desayuno podrán ser de quínoa, espelta, arroz, chocolateados y con azúcar integral. Acostúmbralos y verás como llegará el momento en el que no querrán comer otra cosa que no sean estos alimentos que tan bien les hacen sentir.
- En caso de que quieran comer las típicas bolsitas de snacks, debes saber que puedes encontrarlas hechas con yuca y patatas biológicas, que les sentarán mucho mejor, y sin repercutir en su salud.
- En los casos de bollería, intentemos que sea de espelta y azúcar integral, preparados en casa o comprados en tiendas biológicas. Soy consciente de que estos productos pueden ser un poco más caros, pero tenemos que pensar en el ahorro que tendremos en medicamentos y especialistas, porque la probabilidad de que caigan enfermos será menor. Por ejemplo, los niños asmáticos mejoran mucho dejando los lácteos y el trigo.
- Si nuestro niño sufre los molestos gases intestinales a media tarde debes eliminar de su dieta, el gluten (ver información en el capítulo de alimentación sin gluten) y sobre todo los lácteos. Puede seguir sin ningún problema cualquiera de los menús que propongo en el libro. Incrementando la leche vegetal.

Por último, y para facilitaros las opciones a elegir tanto en comidas como en postres saludables, os recomiendo utilizar mi libro "Recetas sin Esfuerzo para pacientes de Fibromialgia".

Aunque es un libro con recetas sencillas para pacientes que no pueden invertir mucho tiempo en la preparación de las mismas, podéis utilizarlas para que vuestr@s hij@s puedan disfrutar de distintos sabores e incluso postres, que, en muchas ocasiones, no pueden tomar debido a ciertas intolerancias alimentarias.

El libro se encuentra a vuestra disposición en Amazon.es, Amazon.com y en mi web www.comidasana.eu.

2. Tu peso ideal

Una vez que hemos hablado sobre nuestros niñ@s, comencemos con nosotr@s mism@s.

Primero que nada, quiero enseñaros cómo conocer vuestro peso ideal. Para saber tu peso ideal sólo tienes que aplicar la siguiente fórmula denominada índice de masa corporal (IMC):

$$IMC = \frac{Peso}{Altura \times Altura}$$

Si una mujer pesa 65 k y mide 1,72 metros, el resultado es 21,9 (65 dividido por el resultado de multiplicar 1,72 por 1,72).

En la siguiente tabla podemos ver medidas y pesos.

CLASIFICACIÓN	RANGOS
Delgada	Índice por debajo de 20
Normal	Índice 20-25
Sobrepeso	Índice 26-29
Obesidad tipo I	Índice 30-34
Obesidad tipo II	Índice 35-39
Obesidad tipo III	Índice 40 o más

Hablar de peso ideal es bastante difícil porqué cada persona tiene una constitución distinta.

Estas son unas tablas orientativas sobre el peso que debe tener una persona para que su estado de salud sea lo más óptimo posible. Los huesos y músculos del cuerpo lo agradecerán.

MUJERES

Talla cm	Constitución Estrecha	Constitución Media	Constitución Ancha
157,5	47,1-50,3	49,8-53,4	53-57,5
160	47,5-51,2	50,7-54,3	53,9-58,4
162,5	48,7-52,1	51,6-55,2	54,8-59,3
165	49,8-53,4	53,0-56,6	53,1-61,1
167,5	51,2-54,8	54,3-58	57,5-62,5
170	52,5-56,6	56,1-59,8	59,3-64,3
175	53,9-57,9	57,5-61,1	60,2-65,7
177,5	55,7-59,8	58,9-63,4	62,5-67,9
180	57,1-61,6	60,7-65,2	64,3-69,7
182,5	58,4-62,9	62,0-66,6	65,7-71,6
185	60,2-64,8	63,9-68,4	67,5-73,4
187,5	61,6-66,6	65,7-70	68,9-75,2
190,5	62,9-67,9	67,0-71,6	70,2-76,6

HOMBRES

Talla cm	Constitución Estrecha	Constitución Media	Constitución Ancha
157,5	52,2-56,6	56,2-60,2	59,3-64,3
160	53,9-57,9	57,5-61,6	60,2-65,2
132,5	55,2-59,8	58,9-63,5	62,0-67,2
165	57,1-61,6	60,7-65,2	63,9-69,3
167,5	58,4-62,9	62,0-66,6	65,7-71,1
170	60,2-64,8	63,9-68,4	67,5-73,4
175	63,4-68,4	62,5-67,5	71,1-77,0
177,5	65,2-70,2	69,3-74,3	72,9-79,3
180	67,0-72,0	71,1-78,1	75,7-81,5
182,5	68,8-74,3	72,9-78,3	76,5-83,8
185	71,1-75,5	75,2-80,6	78,8-86,1
187,5	73,8-79,3	77,5-83,3	81,1-88,8
190	78,1-81,5	79,7-85,6	83,3-91,5

Pero ¿cuántas calorías necesita una persona para poder llevar el itmo de vida actual?

Normalmente, el enfoque de cualquier especialista se basa en la relación existente entre las calorías que ingerimos diariamente y las que gastamos en el día a día, a través del ejercicio, el trabajo, las tareas domésticas, etc.

Pero hay personas que apenas ingieren alimentos y a pesar de ello están por encima de su peso. Y el caso contrario, las personas que ingieren gran cantidad de alimento y no engordan nunca.

Esto nos indica que no sólo debemos prestar atención a las calorías del alimento. Debemos tener en cuenta el metabolismo de cada individuo de forma personalizada.

El metabolismo es la forma en que el organismo funciona para mantenernos vivos. Según esa eficiencia, determina si ganamos o perdemos peso con más o menos facilidad.

Una parte muy importante del metabolismo está relacionado con tu grupo sanguíneo. No reacciona de igual forma un organismo cuyo grupo sanguíneo es O, A, B, AB. Son muy distintas sus características a la hora de metabolizar los alimentos.

3. La parte psicológica de la pérdida de peso

Antes de seguir hablando de calorías y peso, quisiera hablar de la relación existente entre la parte mental y la parte física de cada persona.

No podemos separar estas dos partes si queremos devolver a nuestro cuerpo un peso satisfactorio, y aún más importante, una salud estable.

Una persona que quiere realizar una dieta de pérdida de peso, ante todo debe estar mentalmente preparada. Por lo tanto, para tener un buen equilibrio mental y emotivo, debemos tener la parte física en equilibrio.

Para que esta parte física se encuentre bien debemos empezar por hacer algo de ejercicio físico todos los días, como caminar, correr, ir al gimnasio, apuntarnos a clases de yoga, etc.

Realizar una respiración consciente, y poco a poco notaremos cambios en nuestra mente. Empezaremos a tener ganas de comer alimentos más sanos.

Cuando conseguimos que nuestro cerebro esté en paz, las respuestas a los estímulos internos y externos son cada vez más equilibrados, y nos sentimos mucho mejor. Más relajados, y con ganas de trasmitir esta sensación a las personas que nos rodean.

Debemos entender que somos nosotros los que tenemos el poder de comprensión sobre el porqué de nuestra actitud frente a la vida.

La actitud positiva es muy importante para recuperar la salud perdida. Debemos armonizar las tres partes de nuestro cuerpo:

Físico, Emotivo y Mental. Cuando esto sucede, el resto del camino es mucho más fácil.

Es muy importante tener un equilibrio en nuestra vida. Las personas que lo consiguen son aquellas cuya vida se adecúa más a sus necesidades, y por esta misma norma, es mucho más feliz y su entorno familiar así lo entiende.

4. ¿Cuándo debemos cambiar nuestra dieta?

Hay momentos en nuestra vida que en debemos plantearnos esta pregunta.

Pero es importante tener las cosas claras, por ejemplo; ¿qué deseamos conseguir al cambiar la dieta?, ¿Cómo y cuánto debería cambiarla? ¿Cómo sabré si lo estoy haciendo bien? ¿Qué puedo esperar de ese cambio tan importante?

1. Un cambio de dieta debe llegar en el momento oportuno, cuando todo nuestro organismo esté preparado para ello.
2. Debe favorecer nuestro estado de salud, ayudarnos en el camino de la paz y armonía.
3. Esta dieta debe ser agradable, sabrosa, que nos sacie el apetito y a la vez nos haga sentir a gusto.
4. Debe hacernos sentir centrados, limpios y alegres.
5. Nos ayudará a perder o a ganar peso, según nuestra necesidad.
6. Y si hemos perdido, además, la salud, nos la tiene que devolver.

La nueva dieta no debe hacerte sentir:

1. Ser un problema a la hora de organizar tu trabajo diario.
2. No puede producirte depresión, hinchazón, estrés, irritación o cansancio.
3. No debes sentirte mal, ni preocupado ni confuso con los alimentos que ingieres.

El cambio de dieta simplemente nos tiene que proporcionar una nueva forma de ver la vida, ganas de hacer actividades físicas, creativas, salir con los amigos a pasear, disfrutar de un libro, disfrutar del sexo, jugar con tus hijos, etc.

En definitiva, para empezar este cambio de actitud frente a la vida y poder sentirnos bien debemos empezar por:

1. Realizar ejercicio todos los días, aunque solo sea caminar durante 30 minutos. Al cabo de unas semanas, este paseo nos será imprescindible para sentirnos relajados.
2. Pasar a la acción. Si no somos capaces de hacer ejercicio solos, apuntarnos a un gimnasio o conseguir que un amigo nos acompañe. Resultará más fácil el salir todos los días.
3. Dar gracias todos los días al despertarnos de la suerte que tenemos de sentirnos vivos, por tener una familia, amigos... En definitiva, por vivir.

¡Sólo estos tres pasos ya son un gran comienzo!

5. ¿Todas las dietas son iguales? ¿sirven para todos por igual?

No. Ni todas las dietas son iguales para todos, ni a todo el mundo le puede sentar igual una misma dieta.

Vamos a analizar varios puntos:

Estamos en un momento en que se nos aconseja de forma abusiva que debemos comer "sano", pero hay muchos puntos de vista de lo que significa comer "sano".

Veamos lo que puede significar para cada persona...

El alimento por sí mismo no nos hace sanos. Un vaso de leche, por más sano que se insista en recomendar que es, puede ser letal para muchas personas.

Un buen alimento nos debe "alimentar" sin producirnos estrés, debe dejar fluir su potencial por el organismo proporcionándole los recursos suficientes para que sea el propio cuerpo el que sane y nos mantenga por el buen camino.

Es muy importante escuchar a nuestro cuerpo. Él nos dice siempre como se siente. Una migraña, un cólico, diarrea, eczemas, etc.,   todos son avisos de que algo no va bien.

Pero además de escuchar, debemos saber interpretar lo que nos dice. Las preguntas siguientes te pueden servir de orientación en esos momentos:

- ¿Te encuentras desconcentrado, como desorientado, olvidas las cosas, las dejas a mitad, tropiezas con todo? Posiblemente estás comiendo demasiados alimentos expansivos (azúcar, lácteos, frutas, patatas) debes cambiar a una dieta más contractiva (verduras verdes, legumbres, pescados, algas).

- ¿Te sientes tenso, rígido, inflexible, tienes dolores de cabeza? Posiblemente estás comiendo alimentos demasiado contractivos, debes comer alimentos más expansivos.

- ¿Al despertar por la mañana notas como un sabor agrio en la boca? Tu dieta es demasiado ácida, debes comer alimentos más alcalinos (algas, frutas, verduras).

- ¿Sueles darte atracones de dulces después de una comida vegetariana, con verduras, ensaladas y fruta? Pues es posible que tu dieta sea demasiado alcalina y pobre en proteínas. Debemos añadir legumbres, cereales integrales, pescado y carne de ave a la dieta.

- ¿Te sientes cansado y deprimido con frecuencia? Puede ser por cualquiera de los puntos anteriores, o que estás consumiendo demasiado azúcar o miel. Evita estos alimentos e incluye en la dieta más proteína de pescado y carne blanca.

Cómo puedes ver hay tantas dietas como personas. Debes encontrar la adecuada para tu caso.

6. ¿Qué debemos hacer para empezar a perder peso?

Hay veces que con solo unos pequeños cambios en los hábitos diarios se consiguen perder esos primeros kilos.

Además de empezar a realizar ejercicio físico a diario, debemos comenzar una dieta que nos devuelva la salud. No sólo perdemos peso para tener un buen físico, la salud es muy importante, y es realmente lo que queremos cambiar en estos momentos.

Como hemos comentado anteriormente, no todas las dietas son igualmente efectivas en todos los casos, ni en todas las personas. E incluso, no todas las dietas son saludables.

Para ayudarte a conseguir tu peso ideal y una buena salud vamos a tener en cuenta algunas normas o consideraciones:

En el 99% de los casos engordamos porque ingerimos más calorías de las que nuestro cuerpo necesita diariamente. En estos casos la solución es cambiar nuestros hábitos a veces muy sedentarios y empezar a hacer ejercicio.

- Debemos aceptar que cada persona es diferente y que no existe la dieta ideal para todo el mundo, la dieta debe ser personalizada.

- La mejor dieta es la que se basa en cambios a la hora de sentarnos a la mesa. Ahí es donde reside la verdad del peso ideal.

- Hay personas que siguen creyendo que para perder peso deben eliminar algunas comidas, no desayunan, se saltan la cena..., pero esto no es correcto, pues el organismo acopia reservas para poder funcionar hasta la llegada de la siguiente comida. Es mucho mejor comer 5 veces al día, pero en menor cantidad.

- El agua no engorda, pero sí que es mejor ingerirla antes de la comida para no afectar a los jugos gástricos en la digestión.

- Los alimentos Light no adelgazan, sobre todo porque pensamos que como tienen menos calorías podemos ingerirlos siempre que queramos.

- Es muy importante ingerir alimentos integrales y con alto contenido en fibra, ya que ésta arrastra parte de la grasa que pueda estar en el intestino.

- Debemos comer de todo, pero teniendo en cuenta que para perder peso no debemos excedernos en las calorías que ingerimos y/o gastamos. Te aconsejo utilizar platos más pequeños, los orientales utilizan platos pequeños para cada alimento.

- Es importante entender que para controlar nuestro peso debemos ingerir los alimentos que realmente necesitamos. Evita los hidratos de carbono en forma de harinas por la noche en la cena y también te ayuda merendar proteína, por ejemplo, yogur de soja, yogur de almendras, yogur de coco y yogur sin lactosa.

- Pienso que contar calorías esta fuera de lugar. Es más importante llevar una vida activa y comer regularmente durante el día. Propongo hacer 5 comidas repartidas de la siguiente forma: tres comidas y dos tentempiés.

- Incluye en cada comida algo de proteína.

7. ¿Para perder peso debemos pasar hambre?

Por supuesto que no. Como ya hemos visto, no sólo es eliminar ciertos alimentos en la dieta. Lo fundamental es combinar una dieta adecuada a nuestras necesidades metabólicas, con una actividad física que ayude a regular el metabolismo.

Para conseguir que nuestro metabolismo funcione de forma correcta y conseguir un peso sano, es muy importante que nuestro organismo reciba los nutrientes necesarios y que las enzimas estén presentes en las cantidades adecuadas.

Está claro que la mejor forma para conseguirlo es a través de una buena alimentación. Sana y equilibrada.

Debemos ingerir carbohidratos, proteínas y grasas de buena calidad. Igualmente debemos suministrar al organismo cantidades óptimas de:

a) Minerales:
   - calcio, magnesio, manganeso, hierro, cobre, cinc.
b) Vitaminas:
   - Vitamina C
   - Un complejo de vitaminas B,
   - ácido fólico y biotina,
   - también la coenzima Q10 es muy importante para el buen funcionamiento del organismo.

Todos estos nutrientes conseguirán que la glucosa sea metabolizada de forma correcta y tenga una buena combustión.

La glucosa debe quemarse para producir energía pues de lo contrario será convertida en grasa acumulándose en el organismo.

Si la combustión de alimentos no se lleva a cabo de forma correcta, el resultado será un exceso de grasa acumulada y un nivel muy bajo de energía, sintiéndonos cansados y con pocas ganas de realizar cualquier tarea. Esto puede derivar en una fatiga crónica.

Esto nos enseña que, a la hora de perder peso, prima más estimular y activar el metabolismo de nuestro cuerpo, que reducir las calorías de una dieta moderada y sana.

Las dietas que nos hacen pasar hambre son desdeñadas al cabo de unos días o semanas por falta de motivación. Además, estas dietas suelen funcionar sólo durante un pequeño período de tiempo, después la persona se estanca y deja de perder peso. Ante estas dietas, el organismo decide ralentizar el metabolismo para no gastar y sentirse cansado.

Debemos aprender a comer de forma sana y equilibrada, disfrutando de las comidas y sintiéndonos felices con ello.

Por este motivo, las dietas hipocalóricas no funcionan, y cuanto más nos sometemos a ellas, más agotado esta nuestro organismo y el metabolismo funcionará mucho más lento. De esta forma, la grasa nos costará mucho más de eliminar.

8. ¿Carbohidratos y proteína, la mejor forma para reducir peso?

Está claro que una dieta debe ser variada, y contener todos los alimentos que necesita el organismo para funcionar de forma correcta. Pero cuando revisamos las dietas que actualmente están en boca de todos, encontramos que una gran mayoría incluye sobre todo proteínas y algunas de ellas, sólo incluye proteínas. Estas dietas eliminan los hidratos de carbono de la dieta y eso puede producir una falta de equilibrio y nutrientes que afecta a la salud.

Últimamente ha habido mucha publicidad de algunas dietas que aconsejan los carbohidratos para perder peso, detallando que son más saludables que las dietas proteicas. En ninguno de los extremos esta la solución.

Es cierto que necesitamos los carbohidratos al igual que las proteínas, y que deben formar parte de una alimentación sana, pero es muy importante saber que no todos los carbohidratos son saludables.

Al igual que no todas las proteínas son de igual calidad.

Una dieta alta en carbohidratos puede ser responsable de muchos de nuestros actuales problemas de salud, entre ellos la obesidad, colesterol, triglicéridos, diabetes, problemas menstruales, artritis, migrañas..., entre otros.

Los carbohidratos los podemos encontrar en: la fruta, vegetales, cereales y granos como pan, pasta, harinas y en las legumbres.

No hay duda de la importancia de ingerir carbohidratos en las comidas, pero debemos saber el índice glicémico para saber qué carbohidratos son mejores que otros, para el buen funcionamiento del metabolismo.

Este índice glicémico de un alimento depende de: si está compuesto de glucosa, fructosa o galactosa.

Los alimentos que contienen un índice glicémico más alto y que nuestro organismo digiere de forma más rápida, y por lo tanto nos engordan más son:

- Azúcar, miel y glucosa
- Frutas secas
- Plátanos, uvas, higos y melón
- Patatas, remolacha, guisantes, maíz, nabos, boniatos, zanahorias cocinadas.
- Panes blancos o integrales
- Cereales refinados y azucarados
- Palomitas de maíz.

Ingerir estos alimentos repercute en las reservas de grasa del organismo.

En conclusión, diremos que los carbohidratos son necesarios, pero nos engordan con más facilidad de lo que creemos.

Siempre será mejor ingerir carbohidratos de verduras y frutas (estas últimas con moderación por el alto contenido en azúcar) con un índice glicémico bajo.

Según mi experiencia, la mejor manera de perder peso de forma saludable y que sea duradera y eficaz es:

En casos de obesidad en los que se deben perder gran cantidad de kilos, eliminar completamente los carbohidratos provenientes de:

- Granos
- Harinas
- Legumbres
- Pan
- Pastas
- Pasteles

Si el peso a eliminar es menor, reducir los anteriormente referidos a sólo una o dos veces a la semana. Podemos incluirlos una o dos veces a la semana al menú en la primera fase de pérdida de peso.

Pero hay alimentos que debemos eliminar en ambos casos:
- Pan blanco
- Arroz blanco
- Pasta no integral
- Azúcar
- Pasteles
- Lácteos y sus derivados.

Siguiendo estos sencillos pasos conseguiremos mantener un peso y salud óptimos.

Recordar incluir proteína en cada comida.

9. Vegetarianos y pérdida de peso

Las personas vegetarianas tienen más difícil la pérdida de peso, por su limitada alimentación.

La base de su dieta es una mezcla de cereales integrales y legumbres.

Puedo asegurar que esta forma de comer es una de las más sanas.

En estos casos, se plantea el bajar la cantidad de alimento ingerido, incrementar el ejercicio físico y utilizar más el tofu y verduras. Esto quiere decir que los vegetarianos incluyen muchos granos y harinas en su menú diario, si quieren bajar de peso deben comer más tofu, proteína y más verduras.

La soja tan utilizada por este colectivo, tiene un efecto depresor de la tiroides, por lo tanto ralentiza el metabolismo.

Debemos incrementar la ingesta de pescado y algas que son ricos en yodo, el cual activa la tiroides.

Recomendamos a estas personas seguir una dieta macrobiótica (ver dieta en el capítulo 15. Dieta Macrobiótica).

10. Retención de líquidos y pérdida de peso

Nuestro cuerpo está compuesto de casi un 70% de agua. Gracias a ella y a otras sustancias, los nutrientes son transportados por todo el organismo hasta los lugares que lo necesitan.

Hay personas que se ven sometidas a dietas de adelgazamiento bastante severas y no consiguen perder apenas peso. Estas personas pueden tener un exceso de agua acumulada en vez de grasa.

¿Qué nos puede provocar esta retención de líquidos?
* Una dieta baja en proteínas
* Una deficiencia de nutrientes
* La deshidratación.
* Una intolerancia alimentaria.
*

Los alimentos que nos pueden producir retención de líquidos son:
* Café
* Té
* Azúcar
* Grasas hidrogenadas
* Sal
* Productos lácteos
* Trigo
* Alcohol

Los alimentos que nos ayudan a combatir la retención de líquidos son:
* Alfalfa
* Zanahorias
* Pepino

* Maíz
* Uvas
* Legumbres
* Mijo
* Nabos
* Algas
* Guisantes
* Piña
* Espinacas
* Berros
* Sandía
* Semillas de calabaza.

También es importante limpiar el organismo de toxinas. Un exceso de ellas hace que el organismo retenga líquidos para poder eliminarlas.

Recomiendo eliminar la sal de mesa y mejor no añadir sal a los alimentos. Pero en el caso de no saber comer sin sal, mejor añadir a las comidas sal marina o sal del Himalaya.

11. Los grupos sanguíneos y la pérdida de peso

Después de décadas de investigación, el doctor Peter D' Adamo descubrió el papel que juega el grupo sanguíneo en nuestro organismo. Su hipótesis es que cada grupo, O, A, B, AB reacciona químicamente a cada tipo de comida.

Según el doctor D' Adamo, en los alimentos existen unas moléculas llamadas lectinas con propiedades aglutinantes. Cuando las lectinas atraviesan la pared intestinal y llegan a la sangre, reaccionan con ciertos componentes de la misma y producen un desgaste del sistema inmunitario y pueden dañar algún sistema orgánico (hígado, riñones, estómago etc.). También atacan a los glóbulos blancos y rojos.

La verdadera solución de muchas enfermedades autoinmunes está en hacer una dieta que limpie el organismo, refuerce los intestinos y aumente nuestras defensas.

Siguiendo el listado del doctor D` Adamo conseguiremos mejorar nuestro estado de salud de forma sencilla y natural.

Nuestro sistema inmunológico no tendrá el desgaste de luchar contra esas lectinas que perjudican a nuestro organismo, y estará preparado y fuerte para combatir cualquier virus que pueda entrar.

Tenemos que tener claros algunos aspectos del listado de alimentos del grupo sanguíneo. No debemos comer alimentos perjudiciales. Esto debe quedar claro.

Respecto al resto del listado de alimentos tenemos que tener en cuenta lo que estamos comentando en el libro y tomarlos con un buen criterio.

Es bastante importante seguir una dieta según nuestro grupo sanguíneo, esto nos ayudara a bajar de peso de forma más rápida y saludable.

La dieta que propongo en este libro está pensada para todos ellos.

PARTE PRÁCTICA

¿Qué encontrarás aquí?

Hemos llegado a la parte práctica del libro, y lo que encontraréis aquí es:

- Debemos tener en cuenta el grupo sanguíneo al preparar una dieta. Pero como en una misma familia puede haber diferentes grupos, he decidido preparar una dieta que nos sirve para toda la familia.
- Es importante no obsesionarse con los alimentos que cada grupo debe comer, es a nivel orientativo.
- Tu grupo sanguíneo sobre todo es importante para entender tus necesidades a nivel físico. Encuentras una explicación a tus necesidades emocionales, deportivas.
- Conoceremos otros cereales, sobre todo, sin gluten.
- Presentamos una dieta macrobiótica.
- Algunas recetas de postres sin gluten.

  Nota: si tienes intolerancia a la soja, cuando en el menú toca yogur de soja, no tendremos más remedio que sustituirlo por yogur de coco, almendras o sin lactosa.

1. Grupo Sanguíneo "O"

Son descendientes de los primeros pobladores de la tierra, que eran cazadores recolectores, por lo que su dieta está basada en pescados, frutas y carnes blancas, siempre de forma equilibrada.

Los cereales no son sus aliados, solamente el arroz les favorece. Aun así, debe comer cereales integrales como mijo, amaranto, quínoa. El trigo es bastante perjudicial en su dieta al igual que los lácteos.

Necesitan una actividad física regular y en algunos casos bastante intensa, para tener un equilibrio general, físico y mental.

La capacidad del grupo O para combatir los efectos del estrés reside en la forma de afrontar el mismo. Tu respuesta ante ello es generalmente una necesidad de liberar hormonas a través del ejercicio físico intenso y vigoroso.

Los alimentos que favorecen el aumento de peso en el grupo O son:

- Los cereales con gluten

- El maíz

- Las judías, frijoles y lentejas.

- La col, coliflor y coles de Bruselas.

- Lácteos (todos).

Los alimentos que favorecen la pérdida de peso en el grupo O son:

- Las algas

- Pescados y mariscos

- Carne, mejor blanca

- Pescados, sobre todo en la cena.

- Los vegetales como brócoli y espinacas.

2. Grupo Sanguíneo "A"

Son descendientes de los primeros agricultores, por lo que su dieta estaría basada en cereales como avena, espelta, mijo, centeno, pescados, carne de pollo y pavo, y frutas.

Su carácter es tranquilo, por lo que necesitan una actividad física sosegada. Pueden ser grandes corredores de marchas largas.

Su reacción ante el estrés es de forma intelectual, la adrenalina se descarga en su cerebro y le produce ansiedad, irritabilidad e hiperactividad. Su organismo se debilita, siente la necesidad de realizar técnicas de relajamiento como, yoga, tai chi, artes marciales, natación. No debe realizar ejercicios ni deportes competitivos si se siente estresado, sólo conseguirá agotar su sistema inmune dando paso a la enfermedad.

Los alimentos que favorecen el aumento de peso en el grupo "A" son:

- Carne

- Lácteos, todos

- Habas

- El gluten

- Tomates

Los alimentos que favorecen la pérdida de peso en el grupo "A" son:

- Aceite de oliva

- La soja

- Los vegetales

- Piña

- Los cereales sin gluten.

3. Grupo Sanguíneo "B"

Son una especie más evolucionada, ya digieren mejor tanto los cereales como las carnes, pero su dieta debe estar basada en pavo mejor que pollo, pescados, cereales preferentemente el arroz, mijo, quinoa y amaranto. Evitar carne de pollo, maíz, trigo y tomate.

El tipo B responde bien a actividades moderadas, sobre todo actividades en grupo. Necesita una actividad moderada como caminar, bicicleta, tenis y ejercicios de relajación. Son muy buenos en carreras largas.

Los alimentos que favorecen el aumento de peso en el grupo "B" son:

- Maíz

- Lentejas

- Maní

- Semillas de sésamo

- Trigo sarraceno

- Los cereales con gluten

Los alimentos que favorecen la pérdida de peso en el grupo "B" son:

- Los vegetales de hoja verde

- Carne blanca

- Huevos y pescados

4. Grupo Sanguíneo "AB"

Son más minoritarios. Resultan de una mezcla de los grupos A y B, por lo que tienen una mezcla de efectos positivos y negativos de ambos grupos.

Les sienta bien la carne de pavo, todos los pescados, los cereales integrales como arroz, mijo, espelta, avena. No deben comer trigo, maíz, tomate y pollo.

Si tiene el intestino inflamado mejor eliminar los cereales que contienen gluten. Su carácter es tranquilo, por lo que necesitan una actividad física sosegada. Pueden ser grandes corredores de marchas largas.

Su reacción ante el estrés es como el grupo A de forma intelectual, la adrenalina se descarga en su cerebro y le produce ansiedad, irritabilidad e hiperactividad. Su organismo se debilita, siente la necesidad de realizar técnicas de relajamiento como, yoga, tai chi, artes marciales, natación. No debe realizar ejercicios ni deportes competitivos si se siente estresado, sólo conseguirá agotar su sistema inmune dando paso a la enfermedad.

Así pues, en el ejercicio físico deben conjugar una actividad moderada del grupo B con la actividad relajante física mental del grupo A.

Los alimentos que favorecen el aumento de peso en el grupo "AB" son:

- Carnes, sobre todo roja.

- Alubias

- Judías/ frijoles

- Semillas de sésamo

- Maíz

- Trigo sarraceno

- El gluten

Los alimentos que favorecen la pérdida de peso en el grupo "AB" son:

- El tofu

- Los pescados

- Las verduras.

- Las algas

- La piña

5. ¿Qué es el gluten y cómo puede influir en tu salud?

Muchas personas sufren intestino irritable. Esto provoca un malestar que en algunas ocasiones puede manifestarse en ansiedad. Esta ansiedad la paliamos comiendo de forma descontrolada, consiguiendo acumular esos kilos de más.

Si tienes esta sensación después de las comidas, a media tarde, <u>debes evitar los cereales con gluten.</u>

Las diferentes dietas que te propongo en este libro son todas libres de gluten.

El gluten es una proteína encontrada en el trigo, cebada, avena y centeno, y en un sin número de productos alimenticios como el pan y la pasta, que contienen estos granos.

Gradualmente daña los intestinos de las personas con enfermedad celiaca; evita la absorción de vitaminas y minerales y desencadena una serie de problemas de salud relacionados, que pueden incluir fatiga y daños en la piel.

Pasado un tiempo y vistos los resultados (mejora sobre todo a nivel intestinal y absorción de nutrientes) se puede decidir si el paciente vuelve a incluir el gluten en la dieta.

De hecho, los expertos ahora creen que la enfermedad celiaca representa solamente un extremo del amplio espectro de la intolerancia al gluten que incluye a millones de personas con menos severas - pero problemáticas - reacciones a esa proteína. Aunque la enfermedad celiaca afecta a aproximadamente al 1% de la población, los expertos estiman que alrededor de 10% tiene una condición relacionada y pobremente comprendida conocida como intolerancia al gluten no celiaca o sensibilidad al gluten.

La intolerancia al gluten de cualquier tipo - incluyendo a la enfermedad celiaca - a menudo no es diagnosticada o es mal diagnosticada debido a que se manifiesta en muchos y confusos modos que pueden desconcertar a los médicos. Las personas con la enfermedad celiaca y sensibilidad al gluten usualmente sufren de dolores de estómago, gases y diarrea, al igual que las personas que sufren del síndrome de colon irritable.

Los pacientes celiacos también pueden desarrollar dolores de cabeza, hormigueos, fatiga, dolor muscular, erupciones cutáneas, dolor en las articulaciones y otros síntomas, debido a que el ataque autoinmune a la raíz de la enfermedad gradualmente erosiona las paredes del intestino, provocando una baja absorción de hierro, ácido fólico y otros nutrientes que afectan todo, desde la energía hasta la función cerebral.

"La sensibilidad al gluten, puede ser mal diagnosticada por lo difícil de detectar al no aparecer muy claros los marcadores de la celiaquía y no tener un análisis médico definitivo", dice Daniel Leffler, médico y profesor asistente de medicina en la Universidad de Harvard. La gente que está en este grupo exhibe los síntomas clásicos de la enfermedad celiaca pero no tiene daño intestinal detectable, o eso parece, y sus análisis resultan negativos para ciertos anticuerpos clave.

El sistema inmunitario es el encargado de enfrentarse a las distintas enfermedades. La mejor forma de tener el sistema inmunitario elevado es una alimentación adecuada.

Seguir una dieta que consiga que nuestro organismo no sufra un desgaste en el sistema inmunológico para transformar los alimentos ingeridos en nutrientes
Los cereales suelen desencadenar ataques de artritis reumatoidea que nos puede inflamar las articulaciones.

Según un estudio británico, los cereales, y más en concreto los que tienen gluten, demostraron ser los principales culpables de la enfermedad en un grupo de pacientes con artritis reumatoide.

Esta inflamación nos puede agravar los síntomas de la hernia discal. Por ese motivo recomiendo seguir una dieta libre de cereales con gluten.

Pero un alimento que nos puede inflamar las articulaciones y que no tiene gluten es el maíz.

6. Alergias e intolerancias alimentarias

Hay algunas personas que no toleran las leches vegetales que están a la venta. En mi caso, ninguna de estas leches me sienta bien.

La solución ha sido preparar la leche en casa, no es nada difícil y vale la pena.

Solo debemos hacer una primera inversión en la compra de una máquina de preparar leches vegetales. Las puedes encontrar en algunas tiendas de alimentación natural, también en internet y, sobre todo, debemos vigilar precio y calidad.

Con estas máquinas puedes preparar leche vegetal de las semillas que mejor te sienten, almendras, mijo, arroz, espelta, chufa... Cualquier semilla sirve.

Sólo tenemos que añadir agua y las semillas. La propia máquina se encarga de todo. En sólo 20 minutos podemos tener casi 2 litros de leche sin aditivos que nos pueden sentar mal.

Estas leches vegetales son una gran alternativa a la leche de vaca que tantos problemas y enfermedades nos puede generar.

No debemos pensar que si no incluimos leche de vaca en nuestra dieta tendremos un déficit de calcio, todo lo contrario, eliminando los productos lácteos tendremos mejor salud y menos dolores.

Del calcio debemos preocuparnos de su pérdida no de su ingesta. Si tenemos una dieta variada que incluya semillas, algas, verduras y hacemos ejercicio nuestro organismo estará sano y fuerte.

Enfermedades como fibromialgia, migraña, lupus, colon irritable, fatiga crónica, artrosis y osteoporosis, hernias discales, cáncer…, mejoran sus terribles síntomas eliminando los lácteos de la dieta.

Numerosos laboratorios clínicos realizan análisis de intolerancias alimentarias. Estas pueden variar a lo largo de la vida del individuo por lo que además de los resultados obtenidos en dichos análisis, debemos tener en cuenta las siguientes observaciones:

¿Qué notamos cuando una leche vegetal o cualquier alimento nos sienta mal?

Si tienes alergia a este alimento, ya sabes que en unos pocos minutos o como mucho una hora te empiezas a encontrar mal, dolor de cabeza, hinchazón de garganta, incluso vómitos.

Pero si lo que tenemos es una intolerancia los síntomas son diferentes:

1. Puede ser que la intolerancia no se manifieste hasta pasados unos días o incluso una semana
2. Puedes empezar a notar cierto malestar al cabo de unas horas de haber ingerido el alimento: mareo, sudor frío, dolor de estómago, descoordinación, retención de líquidos. En un principio no es nada fácil detectar una intolerancia a un alimento, hay personas que toda su vida sufren por ejemplo dolor de cabeza sin saber que es una intolerancia lo que le está provocando el dolor.
3. Si cuando estamos siguiendo la terapia que te propongo en el libro y al cabo de unas semanas o incluso al cabo solo de unos días empiezas a notar los síntomas antes descritos debemos actuar rápido:
   a. Primero ver en qué momento del día empieza el malestar, después del desayuno, comida, cena, etc.

b. Cuando hemos diferenciado ese momento del día debemos encontrar el alimento que lo provoca: veremos los alimentos nuevos incluidos en la dieta uno por uno iremos dejando cada alimento durante dos o tres días. De esta forma podemos distinguir el alimento en cuestión y suprimirlo de la dieta.

Esta es la forma más sencilla y barata de descubrir una intolerancia alimentaria.

Es muy importante incluir en nuestros desayunos y meriendas, leches vegetales.

Como hemos hablado en capítulos anteriores, una intolerancia alimentaria nos puede provocar retención de líquidos incrementando nuestro peso. Es muy importante reconocer esa intolerancia y tratarla.

7. Comidas especiales, amigos, bodas, cumpleaños, comidas de negocios.

Esta es una parte muy importante cuando seguimos un tratamiento de pérdida de peso.

Hay muchas personas que posponen iniciar el tratamiento porque tienen en unos días una fiesta y piensan que ese día será un día perdido.

En verdad es una excusa no muy convincente para no empezar algo que saben que deben hacer. Pero lo cierto es que cuando una persona pone esta excusa, realmente lo que me está diciendo es que aún no está preparada mentalmente para seguir una dieta.

Esto ya lo hemos hablado en otro capítulo: la mente juega un papel muy importante en nuestra vida, y en este caso es vital estar preparado.

Sería conveniente antes de empezar el tratamiento, seguir unas pautas para preparar la mente: la más importante es empezar el ejercicio físico.

Pero pensemos que ya hemos tomado la decisión de empezar la terapia de pérdida de peso, y tenemos en unos días la boda de un amigo.

¿Qué hacemos ese día tan especial para conseguir no desmotivarnos con la terapia y además no tirar por la borda todo lo que habíamos conseguido?

Para empezar cuando te veas en el espejo notarás que la ropa te sienta mejor y eso ya te motivará a seguir la terapia.

Ese día en el banquete debemos seguir unas normas:

- No comer hidratos de carbono, pan.
- Mejor no beber durante la comida, pero en el caso de hacerlo mejor una copa de vino y agua.
- Vamos a probarlo todo, pero evitando el pan. La proteína es tu mejor aliado.
- Llegan los postres y por supuesto vamos a probar la tarta. Te recomiendo tomar café sin azúcar ni leche.

Una vez superado el banquete debemos hacer ejercicio: ia bailar!

Si seguimos estos sencillos pasos, no debemos preocuparnos por la dieta en esa fiesta.

En comidas de trabajo, con amigas etc. debemos hacer lo siguiente:

En todos los restaurantes hay platos de verduras, arroz, pescados y carnes.
Debemos acostumbrarnos a pedir:

- Plato de ensalada
- Plato de proteína: pescado o carne blanca. Preferentemente con verduras, mejor que con patatas fritas.
- Postre: recomendamos una macedonia
- Té o café sin azúcar ni leche.

Esta es una forma muy fácil de seguir una dieta equilibrada, aun no pudiendo comer en casa.

8. Síntomas al cambiar de dieta

Debemos tener en cuenta los siguientes síntomas cuando realizamos un cambio de dieta, sobre todo si la dieta es un cambio a alimentos más naturales:

- Cansancio general
- Dolores y achaques
- Fiebre, escalofríos, tos
- Sudoración anormal y micciones frecuentes
- Acné, olor corporal fuerte
- Diarrea/ estreñimiento
- Disminución temporal del apetito sexual
- Cese temporal de la menstruación
- Ánimo irritable
- Sueño inquieto, caída del cabello leve, sensación de frío.

Desde luego, cada persona puede experimentar distintos síntomas, según su estado de salud al comenzar la dieta.

Suelen tener una duración entre cuatro días a un mes.

En este libro pretendo asesorar en una correcta alimentación, que no sólo nos ayude a perder peso, sino que nos enseñe a estar más sanos y poder prevenir enfermedades.

9. Cereales sin gluten y cereales con gluten.

Te presento un listado de cereales que nos van a servir de alternativa al cereal típico por excelencia: "El trigo".

Como hemos hablado en otro capítulo, el trigo es un cereal que nos produce intolerancias, migraña y afecta sobre todo al intestino.

No todas las personas deben eliminar el gluten de su dieta, por lo tanto, e listado contiene cereales que si tienen gluten y además son muy beneficiosos y saludables.

- LA AVENA: TIENE GLUTEN

Muy aconsejable para los grupos

Este alimento ha sido uno de los principales en la alimentación de los pueblos nórdicos.

Es uno de los cereales más completos que hay. Posee altas propiedades energéticas y nutritivas, pero, sobre todo, destaca por sus cualidades energéticas. Sus granos están dispuestos de forma que los elementos de la naturaleza cómo la luz y el calor del sol, el aire y el agua, llegan a penetrarlos profundamente, vivificando todas sus partes.

La avena es una plantita de más o menos un metro y medio de altura, que cuando es silvestre a lo lejos se mira como pequeñas gotitas verdes de leche brotando de finas espigas. Se ha cultivado en muchas partes del mundo. Procede de Europa, dónde aún se le puede encontrar en estado salvaje. En América, es un alimento casi esencial en la dieta de muchos.

Es muy buena para rebajar el colesterol.

- EL MIJO: NO TIENE GLUTEN

Aconsejable para todos los grupos.

El mijo es un alimento con altas propiedades nutricionales que no goza de la popularidad del trigo o del centeno, porque en muchos lugares se desconocen sus propiedades y sus múltiples usos en la cocina.

El mijo puede ser utilizado en gran variedad de platillos y pueden consumirlo incluso los celiacos (personas intolerantes al gluten), ya que es un alimento con la gran ventaja de que no contiene gluten y puede ser incluido sin ningún problema en las dietas celiacas.

Debido a su bajo contenido en vitamina B3 se ha ganado una fama injusta en las dietas, pero esto no debería ser un problema, porque ninguna dieta debe estar basada meramente en un solo alimento. Y si la dieta está equilibrada, el mijo resulta un ideal complemento.

Por otro lado, su alto contenido en vitaminas B1, B2 y B9, triplica al de otros cereales.

Es ideal para personas con desgaste físico severo, como deportistas de alto rendimiento o que tengan mucha actividad física en su actividad diaria.

También lo recomendamos mucho para mujeres embarazadas y en período de lactancia, por su gran aporte de hierro.

Es excelente para personas celiacas y diabéticas, también para tratar las cándidas.

- EL CENTENO: TIENE GLUTEN

Aconsejable para todos los grupos.

El centeno es un cereal rico en calcio, fósforo y con mucho contenido en carbohidratos, si se compara con el trigo. Tiene menos calorías que los demás cereales.

Se trata de un buen cereal para hacer pan, ya que se mantiene fresco más tiempo que el hecho de trigo, además de que es más nutritivo y sabroso.

Constituye una buena ayuda en las dietas de adelgazamiento, debido a que una vez en el estómago multiplica considerablemente su volumen, dejando sensación de saciedad.

A esto hay que añadirle su bajo aporte calórico.

Es un buen fluidificante de la sangre y mantiene flexibles los vasos sanguíneos. Por ello es recomendable en casos de arterioesclerosis, hipertensión y enfermedades vasculares.

- AMARANTO: NO TIENE GLUTEN

Aconsejable para todos los grupos.

El Amaranto es una maravilla, ya que se aprovecha todo: el grano y la planta en sí, como verdura o forraje para los animales.

La semilla tiene un alto contenido de proteínas, vitaminas y minerales que nos ayudan a crecer sanos y fuertes. Es por ello un alimento muy interesante para los niños.

Es ideal en Anemias y desnutrición, ya que es un alimento rico en hierro, proteínas, vitaminas y minerales.

También es un alimento a tener en cuenta en la Osteoporosis, ya que contiene calcio y magnesio.

El Amaranto es una planta con mucho futuro, ya que aparte de su interés nutricional, también se puede aprovechar en la elaboración de cosméticos, colorantes e incluso plásticos biodegradables.

Es una planta maravillosa, ya que tanto las hojas como las semillas son de un alto valor nutritivo.

- Las hojas tienen más hierro que las espinacas. Contienen mucha fibra, vitamina A, vitamina C, así como hierro, calcio y magnesio.
- Algunos especialistas advierten que, si usamos el Amaranto como verdura, hemos de hervirlo, ya que, sobre todo en terrenos con poca agua, las hojas pueden contener altos niveles de oxalatos y nitratos.
- Es un alimento que en algunos aspectos se parece a la leche, ya que es rico en proteínas, contiene calcio y otros muchos minerales.
- Tiene un alto nivel de proteínas, que va del 15 al 18 % pero, además, lo interesante es su buen equilibrio a nivel de aminoácidos y el hecho de que contenga lisina que es un aminoácido esencial en la alimentación humana y que no suele encontrarse (o en poca cantidad) en la mayoría de los cereales.
- Contiene entre un 5 y 8% de grasas saludables. Destaca la presencia de Escualeno, un tipo de grasa que hasta ahora se obtenía especialmente de tiburones y ballenas.
- Su cantidad de almidón va entre el 50 y 60% de su peso. La industria alimentaria está estudiando sus características, ya que parece ser que puede ser un buen espesante.

- QUINOA: NO TIENE GLUTEN

Aconsejable para todos los grupos.

La Quinoa es un alimento de gran interés nutricional por su extraordinario contenido en proteína de alto valor biológico. Proporciona todos los aminoácidos esenciales para el organismo, ya que éste no es capaz de sintetizarlos por sí mismo, y hay que tomarlos con la alimentación diaria.

Esta riqueza proteínica de la quinoa es gracias a su contenido en germen: un 30% del peso total del grano. Mientras que, en la mayoría de los cereales, este germen no sobrepasa el 1% de su peso.

La quinoa tiene a su vez la gran ventaja de no contener gluten, proteína de los cereales que no pueden asimilar los bebés antes de los 5 - 7 meses. Es un cereal muy recomendable para personas afectadas de celiaquía, síndrome de intestino permeable y otras afecciones y/o alergias intestinales.

- Posee propiedades antiinflamatorias y cicatrizantes.
- Hidratos de Carbono.
- Proteínas
- Grasas.
- Un 95% del hierro necesario al día.
- Un 12% de Calcio.

La quinoa es un cereal rico en aminoácidos y aporta apreciables cantidades de vitaminas C, E, B1, B2, B3 y Ácido fólico.
Comparándola con cereales de uso corriente en nuestra cultura (trigo, arroz, cebada, avena...) es más rica en minerales como calcio, magnesio, fósforo, potasio y hierro, fibra y vitamina E.

10. Dieta pérdida de peso, 1º Fase

Al levantarte debes tomar un vaso de té kukicha con 2 cucharadas de semillas de chía remojadas en el té durante 15 minutos. Puedes añadir un poco de bebida vegetal.

Debes evitar añadir mucha sal a las comidas. Poco a poco te irás acostumbrando al sabor de las comidas con menos sal, así podrás ir eliminando líquidos retenidos.

Evita comer más de una pieza de fruta al día.

Desayuno	50gr de pan acompañado de (cada día diferente):

- Tortilla acompañada de espárragos y 4 aceitunas
- Queso fresco, si puedes de soja mejor, espárragos y 4 aceitunas.
- Atún sin aceite con espárragos y 4 aceitunas.

Siempre acompañar de un té de tres años.
Seguir la rotación durante la semana.

Media mañana:	1 manzana (si sufres gases intestinales, una manzana al horno o compota de manzana) con 6 almendras. Si te quedas con hambre puedes comer jamón york, pavo y algo de atún.

Siempre acompañar de un té de tres años.

<table>
<tr><td>Comida:</td><td>Siempre un poco de ensalada, aliñada con vinagre de Módena y sal del Himalaya, con zanahoria y cebolla (lo que no te guste o no siente bien, lo podemos quitar).</td></tr>
</table>

De primer plato:

- Un plato de verduras al vapor

- Puré de verduras evitando la patata, mejor añadir yuca

- Hervido de judías verdes y yuca

- Legumbres con verduras

- Pasta integral (mejor de arroz, quinoa o mijo) con verduras

Puedes elegir cualquiera de esos platos cada día e ir rotando.

De segundo plato:

- Algo de carne blanca, pollo, pavo, cerdo.

Manual de Cómo conseguir tu peso saludable

Merienda:	Si te quedas con hambre puedes comer algo de pavo, jamón york o atún.

A elegir:

- 1 yogur de soja o leche sin lactosa.
- 1 aguacate con jamón serrano
- 1 pieza de fruta.

Siempre acompañar de un té de tres años.

Cena:	• verduras a la plancha o puré, champiñones, espárragos (siempre un palto de verdura)

- Filete de pescado a la plancha.
- Hamburguesa de pollo o vegetal de tofu
- Una infusión.

Evitar el aceite, poner poca sal.

Mantener esta dicta durante 4 semanas.

11. Dieta pérdida de peso, 2º Fase

Al levantarte debes tomar un vaso de té kukicha con 2 cucharadas de semillas de chía remojadas en el té durante 15 minutos. Puedes añadir un poco de bebida vegetal.

Debes evitar añadir mucha sal a las comidas. Poco a poco te irás acostumbrando al sabor de las comidas con menos sal, así podrás ir eliminando líquidos retenidos.

Evita comer más de una pieza de fruta al día.

Desayuno:	80gr de pan sin gluten acompañado de (cada día diferente):

- Tortilla acompañada de espárragos y 4 aceitunas
- Queso fresco, si puedes de soja mejor, espárragos y 4 aceitunas.
- Atún sin aceite con espárragos y 4 aceitunas.
- Cereales de teff con semillas de sésamo 50gr de teff y leche vegetal.

Siempre acompañar de un té de tres años.
Seguir la rotación durante la semana.

Media mañana:	1 manzana (si sufres gases intestinales una manzana al horno o compota de manzana) con 6 almendras.

Siempre acompañar de un té de tres años.

Comida:	Siempre un poco de ensalada, aliñada con vinagre de Módena y sal del Himalaya, con zanahoria y cebolla (lo que no te guste o no siente bien, lo podemos quitar).

De primer plato:

- Un plato de verduras a la plancha o al vapor

- Un plato de legumbres preparadas sólo con verduras y aceite

- Puré de verduras, evitando la patata.

- 60gr de Quinoa, mijo, arroz integral o amaranto con verduras.

- Hervido de judías verdes y yuca

- Pasta integral de arroz, mijo, quinoa con verduras y atún

Puedes elegir cualquiera de esos platos cada día e ir rotando.

De segundo plato:

- Algo de carne blanca, pollo, pavo, huevo.

Merienda: puedes elegir entre las siguientes opciones:

- 1 yogur de soja o leche sin lactosa.

- 1 tostada de pan con jamón serrano

- 1 pieza de fruta.

Siempre acompañar de un té de tres años.

Cena:

- De primero siempre verduras a la plancha, al vapor o puré.

- Filete de pescado a la plancha. El que tú quieras.

- Carne blanca a la plancha o horno.

- Hamburguesa vegetal de tofu.

- Una infusión.

Evitar el aceite, poner poca sal. En caso de utilizar aceite debe ser de coco y en poca cantidad.

Mantener esta dieta hasta alcanzar tu peso deseado.

12.Cómo debe ser tu alimentación para mantenerte sano y en tu peso adecuado.

Antes de desayunar, tomar un té kukicha con semillas de chía dejadas, en el té durante 10 minutos para que chupen el agua.

Desayuno:	Te propongo dos desayunos:

- Té kukicha más dos tostadas 80gr de pan de arroz con paté vegetal, fiambre de pavo, jamón serrano.

- Leche de soja, almendras sin azúcar, 60gr de cereales de arroz, amaranto, quinoa y tapioca sin azúcar, con una cucharadita de cacao puro o café soluble y Stevia.

Media mañana: Si necesitas más calorías puedes comer 1 fruta o 2 tostadas de pan sin gluten con proteínas.

Una infusión, con stevia y 6 almendras crudas peladas.

Merienda:	Un yogur de soja, o un vaso de leche vegetal con 2 galletas sin gluten.

La siguiente dieta es para que entiendas cómo debe ser tu menú semanal. Evita comer hidratos de carbono por la noche (evita pan, pasta)

	Comida	Cena
Lunes	• Ensalada • Lentejas o azukis. • 1 hamburguesa de pollo con pan sin gluten	• Crema de verduras, puré de calabacín con cebolla, sal y aceite de oliva. • Lenguado, • 1 infusión relajante.
Martes	• Ensalada más brócoli al vapor y pavo • 25gr de pan de arroz • 1 infusión con estevia	• Espárragos más Salmón • Infusión relajante
Miércoles	• Ensalada • Arroz integral con verduras al horno y pollo (arroz al horno) • Infusión	• Col al vapor • Trucha a la plancha • Infusión relajante

	Comida	Cena
Jueves	<ul><li>Quinoa con verduras o legumbres con verduras</li><li>Huevo con pan sin gluten</li><li>Infusión</li></ul>	<ul><li>Espárragos</li><li>Revuelto de setas</li><li>Hamburguesa vegetal</li></ul>
Viernes	<ul><li>Ensalada</li><li>Macarrones de arroz integral con atún o pavo picado.</li><li>Sofrito de cebolla y brócoli</li></ul>	<ul><li>Tortilla de verduras y champiñones</li><li>Infusión con stevia</li></ul>
Sábado	<ul><li>Ensalada</li><li>Caldo de pollo y verduras con fideos de arroz</li><li>Lubina</li></ul>	<ul><li>Pizza sin gluten de verduras, atún, cebolla.</li></ul>
Domingo	<ul><li>Ensalada variada</li><li>Arroz con carne y verduras</li><li>De postre bizcocho de arroz casero o flan sin lactosa.</li></ul>	<ul><li>Revuelto de verduras</li><li>Hamburguesa vegetal o pescado</li><li>Infusión relajante</li></ul>

13. Recetas

¡Hemos llegado a la zona divertida!

Te proponemos unas recetas que son muy fáciles de preparar y, además, son muy nutritiva.

Te ayudarán a seguir con tu dieta de forma saludable.

Receta cereales

* 20gr de semillas de mijo
* 20gr de semillas de quinoa
* 20gr de semillas de amaranto
* 1 cucharada de semillas de sésamo crudo,
* 1 cucharada de sémola de tapioca,
* café soluble.

Preparación:

Añadir todo esto a un tazón grande de leche vegetal de almendras y agua (mitad agua mitad leche vegetal)

Añadir si quieres Stevia o azúcar de coco.

Dejar hervir 15 minutos removiendo de vez en cuando.
Lo puedes preparar por la noche y calentar por la mañana.

Pan de harina de arroz integral

Esta receta es muy especial, sobre todo porque sé que va a gustar mucho a algunos de mis pacientes, que ya utilizan la harina de arroz para preparar su pan sin gluten en casa.

He preparado la receta con levadura madre hecha en casa, con harina arroz integral.

El sabor de este pan es más suave, dulce y combina con cualquier alimento. Puedes hacer desde un bocadillo sin gluten ni aditivos a unas tostadas con mermelada sin azúcar, paté vegetal, mojar y disfrutar unos huevos fritos, una tortilla de patata o cualquier cosa que se te ocurra.

Primero, te voy a enseñar a preparar el pan y la levadura madre.

Receta de la levadura madre:

Un bote de cristal con tapa. Haz un agujero para que salga el gas generado.
Harina integral de arroz
Agua.

Preparación:
Necesitamos 4 días para conseguir levadura madre.

1º día.
En el bote rellenamos con igual cantidad de agua / harina. El bote no debe quedar lleno. El agua ni caliente ni fría. Removemos muy bien. Lo dejaremos reposar un día.

2º día.
Tiramos la mitad de la masa y añadimos agua y harina hasta que el bote este igual que el primer día. Lo removemos bien y dejamos tranquilo durante un día. Haremos una marca al bote para ver diferencias.

3º día.
La masa está llena de burbujas y se ha hinchado notablemente, el nivel ha subido unos 2 cm sobre la marca. La levadura hace olor, a levadura. Volvemos a tirar la mitad de la masa y rellenamos otra vez de agua y harina.

4º día.
Si todo ha ido bien ya tenemos la levadura madre preparada y lista para utilizar.
Podemos guardarla en la nevera e ir alimentando de vez en cuando con agua y harina.

<u>Pan de harina de arroz</u>

Ingredientes para 3 moldes de repostería. Puedes congelar el pan cortado al tamaño que más te interese, así te evitas hacer pan todos los días.
Para preparar la masa:

- 450gr de harina de arroz integral sin gluten.
- Medio litro de agua templada
- Un pellizco de sal del Himalaya.
- 3 cucharadas soperas de masa madre

Preparación:

- Primero añado al bol la harina integral de arroz sin gluten, añado la sal del Himalaya, la masa madre y el agua calentita.
- Remover todo hasta quedar una masa pastosa más bien espesa.
- La tapamos con un paño bien arropadita. Es aconsejable poner en un sitio caliente.
- Necesitamos 4/5 horas para que la masa doble su tamaño, pero el resultado vale la pena. No esperes una masa muy subida, apenas se nota cuando la tenemos en ese bol, pero al poner al horno sube bien. La cantidad de masa en cada molde no debe superar los 3 o 4 centímetros de altura. También puedes utilizar moldes en forma de barra de pan.
- Cuando destapes la masa inotarás un aroma a panadería de siempre!
- Trabaja un poco la masa con la mano.
  Con esta masa puedes preparar pizza para toda la familia. La masa de pizza también puede llevar huevo, queda más esponjosa.
- Rellena los moldes, yo los utilizo rectangulares, los que son para preparar repostería.
- Mete en el horno precalentado a 210º y deja durante 60

minutos o hasta que veas que este dorado, debes notar que al mover el molde con un trapo el pan este suelto, no pegado al molde. Ya está hecho el pan.

Ya puedes sacarlo del horno y volcar sobre la piedra de la cocina, ¡notarás ese aroma a pan recién hecho!

Debes dejarlo enfriar un poquito para poder abrirlo y rellenar como más te guste.

¡Crujiente, calentito y esponjoso! te puede durar así de bueno dos días, y para que sepa mejor puedes tostarlo en la tostadora antes de comerlo.

Recuerda que estos moldes son muy importantes para que te salga el pan bien hecho.

La cantidad de pasta que debes poner en cada molde no debe superar los 3 cm de altura, unos 3 dedos de alto. Este pan no sube mucho, pero es suficiente para hacer bocadillos y tostadas.

También lo puedes preparar con levadura sin gluten de supermercado, lo encuentras en refrigerados.

Postres   especiales   que no engordan   , para momentos especiales.

Toda dieta debe tener un día especial. Mi día especial es el viernes por la noche: una buena película, arropada en el sofá y un chocolate calentito. Ese es "mi momento".

Cada persona tiene ese momento especial que le gusta disfrutar solo o acompañado.

Te propongo tener ese momento, el día que más te guste. Puedes elegir el alimento que te inspira algo especial y comerlo ese día.

Te propongo algunos postres que no te harán sentir mal después de comerlos, apenas tienen calorías y son muy sabrosos.

Seguro que hay alguien que me dice: "lo siento, pero no me gusta el dulce...", pues escoge tu plato preferido y disfruta de él.

Mousse de queso y fresas (podemos utilizar queso de soja)

- 250g de queso fresco
- 2 claras de huevo
- 3 cucharadas soperas de fructosa
- 100g de frambuesas
- 100g de fresas del bosque

Preparación:

Batir las claras a punto de nieve firme. Después, añadirles 1 cucharada sopera de fructosa. Mezclar el queso fresco con las otras 2 cucharadas soperas de la fructosa e incorporar las claras a punto de nieve con delicadeza hasta obtener una mousse.

Lavar y cortar las frutas en trozos para añadirlas al queso blanco.

Poner la preparación en un bol y dejarlo en la nevera durante varias horas.

Tarta de galleta

- 1 paquete de galletas tipo María (100 gr.) picadas finas
- 250 gr. de mermelada sin azúcar de fresa
- 2 y 1/2 cucharaditas de gelatina en polvo sin sabor o 5 hojas de colas de pez.
- 2 yogures desnatados sabor a fresa
- 2 tarrinas de queso cremoso light (tipo Philadelphia) o de soja para untar
- 1 y 1/2 taza de fresas en trocitos pequeños
- 25 gotas de edulcorante líquido (puedes poner sacarina granulada)

Preparación:

Empieza por mezclar las galletas picadas con la mermelada de fresa y forra presionando el fondo de un molde desmontable.

A continuación, disuelve la gelatina en polvo sin sabor en media taza de agua caliente y dejar entibiar. Mezcla el yogur con el queso y los trocitos de fresa. Añade poco a poco la gelatina tibia, el edulcorante y mezclarlo todo bien.

Finalmente, vierte la mezcla sobre el molde con galletas y meterlo en el frigorífico unos 30 minutos aproximadamente para que cuaje.

Esta tarta hay que servirla fría.

Pastel de chocolate

- 250g de chocolate puro sin leche
- 5 huevos
- 1 cucharadita de ralladura de naranja
- 1 pizca de sal
- 2 cucharadas soperas de coñac

Preparación:

Fundir el chocolate al baño María, remojando con medio vaso de agua. A continuación, separar las claras de las yemas. Montar las claras a punto de nieve bien firme con una pizca de sal.

Después, retirar la cacerola del chocolate del baño María, añadir el coñac y la mitad de la ralladura de naranja y remover bien hasta obtener una mezcla untuosa.

Dejar enfriar 2 o 3 minutos y mezclar con las yemas de los huevos. Agregar las claras a punto de nieve hasta obtener una textura homogénea. Verter la preparación en un molde para pasteles. El grosor por lo menos debe ser de 5 cm. Espolvorear por encima el resto de la ralladura de naranja.

Cocer durante 20 minutos en el horno precalentado a 100º.

Mousse de chocolate

Ingredientes para 4 personas

- 125 gramos de chocolate negro
- Leche vegetal, de arroz, avena, soja...
- 3 yemas de huevo
- 4 claras de huevo
- 3 cucharadas de azúcar integral

- 75 gramos de margarina se soja
- Un poco de sal

Preparación:

Troceamos el chocolate negro y lo ponemos en un cazo a fuego suave para que se deshaga junto con la leche desnatada. Cuando se haya derretido el chocolate, incorporaremos la margarina también troceada.

Mientras, batimos las claras a punto de nieve y les añadimos un pellizquito de sal para contrarrestar el dulce. Cuando la mezcla de leche y chocolate se enfríe, incorporamos a ella las claras a punto de nieve con mucho cuidado de no cortar la espuma, removiendo muy poco a poco. Añadir las yemas.

Cuando el tono de la mezcla (que ha de quedar esponjosa) adquiera el mismo tono, se deja reposar y repartimos la mousse en cuatro recipientes. Se deja enfriar y se mete en el frigorífico al menos dos horas. Para los días de invierno, hay quien también la come caliente para recuperar el aliento.

Bizcocho de Harina de Arroz

Ingredientes:

- 4 huevos
- 4 cucharadas de melaza de arroz (o la cantidad necesaria para que esté a nuestro gusto) o 100gr de azúcar de coco
- 1 vaso de leche vegetal
- 1 sobre de levadura tipo royal
- 3 cucharadas de aceite de oliva
- 1 pizca de sal del Himalaya

- Ralladura de limón
- 150 gr de harina de arroz (se puede preparar también con harina de teff)

Preparación:

1. En un bol mezclar los ingredientes, los huevos (podemos subir las claras a punto de nieve, queda más esponjoso) la leche vegetal, la melaza, el sobre de levadura y la sal. Remover muy bien.
2. Añadir la ralladura de limón, el aceite, y, por último, la harina.
3. Mezclar con una cuchara muy bien y suave.
4. Meter en el horno a una temperatura de 175º durante 30 minutos o hasta que esté dorado.

Es excelente para desayunos, postres, meriendas.

CONSEJO: Podemos preparar un postre con este bizcocho y una cobertura de chocolate negro al 80% de cacao.

Brazo de gitano con harina integral.

Ingredientes:

- 120 gr. de azúcar moreno integral de caña.
- 120 gr. de harina de mezcla arroz integral y teff
- 3 huevos.
- Ralladura de limón.

Ingredientes para el relleno:

- Chocolate de cobertura o 1 bote de crema de algarroba
- Mermelada de fresa
- Canela molida
- Harina de almendras o de avellanas

Preparación:

1. Subir las claras a punto de nieve, añadir el azúcar integral y volver a montar. Añadir las yemas, la harina y la ralladura de limón.

2. Extender la masa sobre papel de cocina en la bandeja de horno y hornear durante 10 minutos.

3. Separar la masa del papel antes de que se enfríe.

Preparación para rellenar la masa:

1. Podemos hacerlo con chocolate de algarroba, chocolate normal o el chocolate de la receta anterior. También con crema de algarroba: se vende en botes como la tradicional de siempre pero no lleva leche y el azúcar es de caña integral. Podemos adornar con mermelada de fresa. Yo lo espolvoreo con canela molida o con harina de almendra.

2. Para enrollar el brazo de gitano debemos hacerlo con cuidado, seguramente no quedará como los de pastelería, pero estará igual de bueno y mucho más sano.

Si te han gustado estas recetas, te recomiendo mi libro Recetas sin esfuerzo para pacientes de fibromialgia, de venta en Amazon. Ahí encontrarás 39 recetas saladas y 24 recetas de postres (bizcochos, galletas, helado, etc.), muy sanas y ¡de muy fácil preparación!

14. La alimentación que te devuelve la salud perdida.

¿En qué consiste la macrobiótica?

"Vida longeva". Esta es la definición que George Ohsawa da a esta forma de alimentar nuestro cuerpo.

La macrobiótica cree que han de tenerse en cuenta los diversos aspectos de la vida para determinar un estilo perfecto para comer: el clima, el trabajo, la situación geográfica y el estado de salud de cada individuo.

Vida longeva, pero, además, una vida plena y feliz. Esto es una alimentación macrobiótica.

Soy seguidora de esta forma de nutrir nuestro organismo desde hace un tiempo y ¿sabes que he notado desde que me alimento así? Una sensación de vida plena, noto como sana mi organismo desde dentro, sobre todo el intestino. Desde pequeña siempre he sufrido colon irritable.

Esta sensación de sanación interior es la consecuencia de los efectos de seguir una dieta macrobiótica, haber limitado los productos cárnicos (en mi caso los he podido eliminar), comer cereales integrales y legumbres, que ejercen una acción calmante sobre el sistema nervioso, sobre todo por la vitamina B que nos aportan.

En nuestro organismo se instala una calma difícil de explicar, podemos concentrarnos más fácilmente.

Al eliminar alimentos expansivos como azúcar, exceso de frutas, zumos y ensaladas nos sentimos mejor, sobre todo a nivel intestinal.

Cuando una persona nota inflamación en sus intestinos, se encuentra mal. Inquieta, come más, y por consiguiente, empeoran los síntomas del intestino irritable:
- Gases intestinales
- Diarrea/ Estreñimiento
- Mal humor
- Dolor de cabeza/ Migraña
- Aumento de peso

Muchas personas que siguen una alimentación macrobiótica refieren una remisión o desaparición de enfermedades como fibromialgia, fatiga crónica, colon irritable, migraña, artrosis y osteoporosis, lupus, cáncer......

Tener los intestinos sanos nos ayuda a prevenir y tratar enfermedades como las anteriormente citadas.

Pero no todos podemos seguir una dieta estricta macrobiótica.

Hay algunas personas que enferman con una dieta macrobiótica. Son las personas cuyo grupo sanguíneo es O.

Sé que muchos de vosotros pensaréis que esto no es verdad.

Por mis años de experiencia tratando personas de diferentes grupos sanguíneos, he podido comprobar personalmente que por más que se empeñe en ser vegetariano o en seguir una dieta macrobiótica el individuo del grupo sanguíneo O, no lo puede conseguir.

Conozco casos de personas convencidas de seguir esta forma de nutrir el organismo que después de meses de intentar seguir una dieta macrobiótica han tenido que claudicar y empezar a incluir en su dieta carne blanca por lo menos 2 ó 3 veces por semana. Tampoco es mucho.

Por lo demás, pueden seguir las demás pautas sin problemas.

¿Por qué ocurre esto?

El grupo sanguíneo O es cazador/ recolector y su alimentación primitiva estaba basada en la caza y algo ha quedado de aquellos antepasados.

Necesita para sentirse bien y en plenas facultades ingerir algo de carne.

También hay personas que no metabolizan bien la proteína vegetal de los cereales y legumbres, estas personas deben buscar la causa y encontrar los cereales y legumbres que mejor se adapten a su metabolismo.

En mi terapia he ido un poco más allá.

He unido varios conceptos para crear una alimentación macrobiótica, pero además una alimentación macrobiótica sin gluten, más sencilla de entender y seguir, sin grandes complicaciones ni un gran gasto económico. A esto unimos la dieta mediterránea tan sana.

Incluyo en la dieta cereales y harinas sin gluten excluyendo los cereales que lo contienen.
¿Qué cereales podemos incluir en la dieta que sean sanos y no tengan gluten?

- Mijo
- Soja
- Amaranto
- Quinoa
- Arroz
- Maíz, aunque este último con precaución.

A estos cereales le añadimos legumbres y tenemos la mejor proteína vegetal que podemos encontrar, y mucho más saludable.

- Leches vegetales de los cereales antes nombrados.
- Pescado dos a tres veces por semana.
- Algas en nuestras comidas.
- Huevo uno cada semana.
- Podemos preparar pan de arroz en casa, más natural y, sobre todo, muy económico.

Muchas personas de forma inconsciente están siguiendo una dieta macrobiótica poniendo en práctica estos conceptos de alimentación por el simple motivo de querer cambiar su estado tanto físico como emocional.

Seguir una dieta macrobiótica nos hace sentir paz interior . Esta paz podemos aplicarla en nuestro día a día . Si el mundo llevara una dieta más sana , seguramente habría menos guerras y se podría vivir mejor.

La dieta macrobiótica nos ofrece la posibilidad de sentir un equilibrio interior y notar como el propio organismo sana por sí mismo.

En estos momentos de crisis, recortes en todos los ámbitos incluido el gasto en sanidad, con una alimentación adecuada se podrían prevenir, tratar y curar muchas enfermedades

eliminando los costosos tratamientos farmacéuticos que en muchos casos son tan poco efectivos.

Podemos curar muchas enfermedades sólo cambiando nuestra alimentación "intoxicante actual" por una alimentación sanadora que limpie los intestinos, riñones e hígado.

Esto lo podemos encontrar en una dieta macrobiótica.

Las dietas que propongo en mis libros son sanas y pueden ayudarte a prevenir, tratar y curar esas enfermedades que poco a poco están asolando el planeta.

 A continuación, vamos a aclarar tus dudas sobre las siguientes cuestiones:

La dieta macrobiótica no produce anemia. Hay alimentos que te aportan más y mejor hierro que la carne, sobre todo hierro asimilable por el organismo. Por ejemplo, el alga espirulina. Incluyendo esta alga en tu dieta no debes tener ninguna carencia de hierro.

La dieta macrobiótica no nos descalcifica , al contrario , al sustituir de la dieta los alimentos que lo eliminan del organismo ya no debemos preocuparnos del mismo . Los alimentos excretores de calcio son , entre otros , los lácteos y el azúcar . Si incluimos en la dieta cereales integrales , verduras y algas no debemos tener ninguna carencia de este mineral.

La dieta macrobiótica no deja al organismo desnutrido ni deshidratado. Se incluyen en la dieta líquidos calientes como té de tres años y sopas, aparte de beber agua siempre que el cuerpo lo pida.

La dieta macrobiótica no nos debe limitar la salida con amigos y familiares. No debe suponer una carga en este sentido. La dieta es muy fácil de seguir en cualquier restaurante.

- Un plato de arroz con verduras está en la carta o menú de cualquier restaurante.
- Un plato de pescado con verduras lo mismo.

No debemos llevar al extremo ni ésta, ni otra forma de nutrirnos. Los extremos son malos para todo.

Queremos llevar una vida sana y feliz, y una alimentación macrobiótica sin ser llevada al extremo puede aportarnos esta felicidad.

15. Dieta macrobiótica

Desayunos: 4 días a la semana.
* Crema de mijo, quinoa y amaranto. Ver receta de cereales.
* 1 cucharada de cada una hervida en 2 vasos de bebida vegetal durante 15 minutos. Podemos añadir melaza de arroz.
* Té de tres años

3 días a la semana
* Una tacita de malta, café de cereales o té de tres años.
* Torta de arroz con compota o mermelada 100% de fruta.
* Pan de arroz tostado con aceite de oliva
* Muesli sin azúcar, copos de cereales de arroz o maíz con leche vegetal.

Meriendas

* 1 vaso de leche vegetal, soja, arroz, quinoa, almendras, mijo
* tostada de pan de arroz o bizcocho de harina de arroz.

Comida	Lunes y jueves	• Sopa de calabaza y cebolla, podemos añadir miso • Mijo con coliflor y cebolla • Garbanzos con perejil y zanahorias
Cena	Lunes y jueves	• Sopa de cebolla con algas y miso • Espaguetis de arroz • Estofado de verduras
Comida	Martes y viernes	• Sopa juliana de verduras y algas • Macarrones de arroz con verduras y seitan
Cena	Martes y viernes	• Sopa de pescado y algas arame • Estofado de champiñones con cebolla y arroz integral.
Comida	Miércoles	• Sopa de lentejas con miso • Arroz integral con verduras guisadas, nabos, zanahoria y cebolla

Cena	Miércoles	• Sopa de coliflor y cebolla • Croquetas de mijo con cebolla, zanahorias y perejil • Lentejas con cebolla, puerro y zanahoria.
Comida	Sábado	• Crema de zanahorias • Mijo con verduras • Pescado al vapor o plancha
Cena	Sábado	• Sopa de miso con garbanzos • Espaguetis con verduritas • Verduras estofadas.
Comida	Domingo	• Arroz integral con verduras • Azukis con algas y calabaza • Sopa de miso con algas
Cena	Domingo	• Crema de zanahorias • Mijo con verduras • Pescado a la plancha o vapor

Debemos aprender a cocinar para varios días. Esto nos facilitará la preparación de menús.

Después de lo dicho, queda resaltar que cada persona es diferente. Debemos tener en cuenta muchos factores para el tratamiento de la pérdida de peso o incluso del tratamiento de cualquier enfermedad.
Es muy importante que cada persona tenga su propia dieta, personalizada. Siguiendo las pautas establecidas en este manual para conseguir una vida sana, plena y feliz.
Esta dieta está pensada para aquellas personas que quieren realizar un cambio radical en su vida.

Realmente es una forma de comer muy sana,previene enfermedades y desintoxica el organismo, y se consigue perder peso.

Esta dieta la podemos seguir siempre. Recordar los consejos que te doy en capítulos anteriores.

Si notas alguno de los síntomas enumerados en él, debes hacer un cambio en la dieta.

Otros Libros de Maribel Ortells, que te pueden interesar.

Manual de Cómo conseguir tu peso saludable

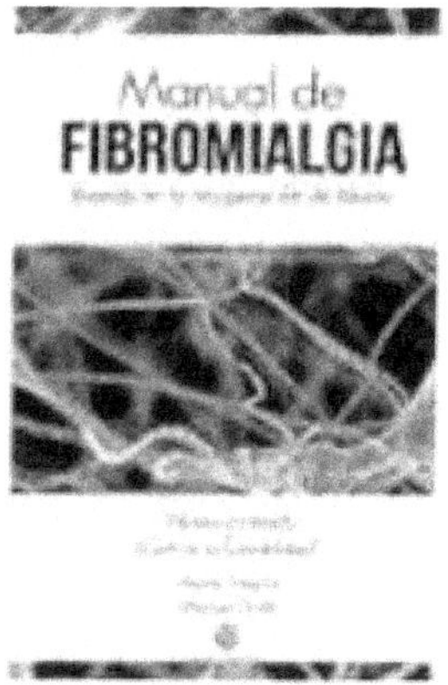

Manual de Fibromialgia
Basado en la recuperación de Marta
(de venta en Amazon)

En esta ocasión, Maribel Ortells nos trae un manual muy útil para poder entender qué es lo que está generando tus síntomas.

Si padeces de:
 * Fibromialgia
* Dolor Crónico
 * Fatiga Crónica
 * Migrañas
 * Colon Irritable.

Encontrarás aquí un manual de supervivencia, tanto para entender por qué estás pasando estos síntomas y, lo mejor, una solución para reducir todos estos síntomas a través de la nutrición.

Manual de Cómo conseguir tu peso

Este manual incluye:

1.Explicaciones de los síntomas
2. Responde a tus dudas sobre por qué algunos alimentos te pueden estar perjudicando.
3. Alimentación adecuada según tu Grupo Sanguíneo.
4.Recetas sencillas para cada Grupo Sanguíneo

"No debemos combatir la enfermedad, debemos potenciar la salud."

Esta obra está basada en la recuperación de la hija de la autora, diagnosticada con Fibromialgia en su niñez, y gracias a los conocimientos que Maribel Ortells nos comparte en esta obra, ha conseguido llevar una vida feliz y sin dolor.

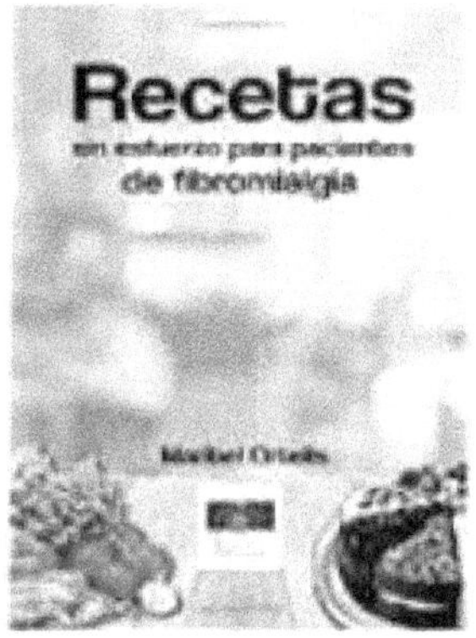

Recetas sin esfuerzo para pacientes de Fibromialgia
(de venta en Amazon)

En esta obra, Maribel Ortells vuelve a mostrarnos cómo a través de la nutrición se pueden reducir los síntomas de la Fibromialgia, pero esta vez lo hace a través de un compendio de Recetas muy sencillas y muy nutritivas, y que no requerirán de grandes esfuerzos por parte de los pacientes de Fibromialgia.

No obstante, este libro es muy adecuado para ti, si:

- Sufres de intolerancia al gluten, huevos o lácteos
- Eres diabético
- Eres paciente de Fibromialgia
- Sufres de Fatiga Crónica
- Sufres intolerancia a la fructose
- Sufres colon irritable.
- Sufres porque tus hijos no pueden tomar ciertos postres
- No tienes mucho tiempo para cocinar, o
- No te gusta cocinar mucho, pero quieres comer sano

En esta obra podrás encontrar 39 Recetas Saladas y 24 Recetas de Postres, Bizcochos y Galletas , que te permitirá ampliar tu dieta, de una forma totalmente segura y, además, deliciosa.

A lo largo de las explicaciones sobre la preparación de las recetas, Maribel aporta su conocimiento sobre ciertos ingredientes, para que puedas entender cómo te ayudan en la recuperación de tu salud.

"En mis consultas suelo comentar con mis pacientes que a través de una buena alimentación pueden reducir muchos síntomas de algunas enfermedades, como la Fibromialgia, Fatiga Crónica, Cándidas, Colon Irritable, etc., por lo que, en esta obra, decido compartir años de aprendizaje que he aplicado no sólo con mis pacientes, sino con mi propia familia."

"Ser intolerante al huevo o al gluten, no está reñido con un buen postre…"

"¡Alegra la cara de tus hijos si hasta ahora no podían comer pasteles acompañados de nata y adornados!"

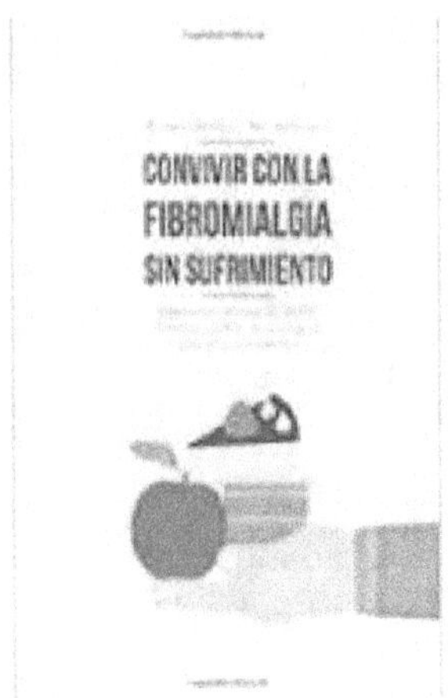

Convivir con la Fibromialgia sin sufrimiento
(de venta en Amazon)

Una guía revolucionaria de la salud a través de un nuevo enfoque de la nutrición aplicada a la enfermedad.

"Debe usted aprender a convivir con el dolor".

¿Hay algo más terrible que que tu médico te diga esto?

La fibromialgia y la fatiga crónica deben ser tratadas con un método multidisciplinar.

Una dieta adecuada te ayudará a aliviar e incluso curar tu actual estado de salud.

Te presentamos la obra más al día en alimentación aplicada a esta enfermedad.

Aprende el método que los médicos no te han sabido enseñar.

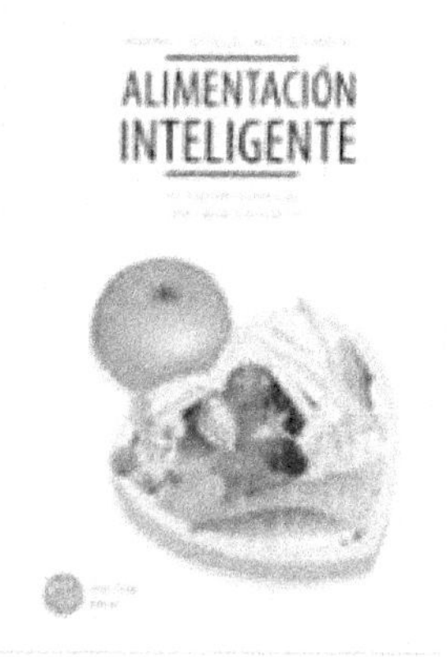

Alimentación Inteligente
(de venta en Amazon)

La alimentación es el pilar de la vida.

En esta guía de nutrición detallada y sencilla, encontrarás las claves para hacer de tu alimentación tu mejor medicina.

Maribel Ortells pone en este libro todo su conocimiento y experiencia sobre nutrición para enseñarte a combinar los alimentos y crear tu propio menú saludable.

Con esta guía de alimentación inteligente tendrás en tu mano la mejor herramienta para vivir con salud.

Bibliografía

"Los grupos sanguíneos y la alimentación"

Autores: Peter D'Adamo y Catherine Whitney

Editorial: Javier Vergara.

"El equilibrio a través de la alimentación"

Autora: Olga Cuevas Fernández. Editorial:

Sorles S.L.

"La nutrición Ortomolecular"

Autora: Cala H Cervera.

Editorial: Robin Book.

"El poder curativo de los alimentos"

Autora: Annemarie Colbin

Editorial: Robin Book.

"Tus zonas erróneas"

Autor: Wayne W. Dyer

Editorial: Debolsillo clave

Manual de Cómo conseguir tu peso saludable

"Medicina Biológica"

Autor: Txumari Alfaro

Editorial:Ediciones B, para Zeta de bolsillo.

"Manual de fibromialgia"

Basado en la recuperación de Marta.

Autores: Isabel Ortells y Vicente Estupiñá

Editorial: Plataforma del Autor

"Recupera la salud con la alimentación"

Autora: Isabel Ortells.

Editorial: Carena Editors.

Otras fuentes:

- Sabores.com.

www.comidasana.eu